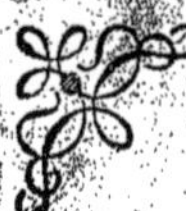

COMMISSION SCIENTIFIQUE

DU MEXIQUE.

# PROGRAMME

# D'INSTRUCTIONS SOMMAIRES

SUR LA

# MÉDECINE,

PAR M. LE BARON LARREY.

**Mars 1864.**

PARIS

LIBRAIRIE DE LA MÉDECINE, DE LA CHIRURGIE ET DE LA PHARMACIE MILITAIRES

VICTOR ROZIER, ÉDITEUR,

RUE CHILDEBERT, 11,

Près la place Saint-Germain-des-Prés.

1864

COMMISSION SCIENTIFIQUE

DU MEXIQUE.

# PROGRAMME

# D'INSTRUCTIONS SOMMAIRES

SUR LA

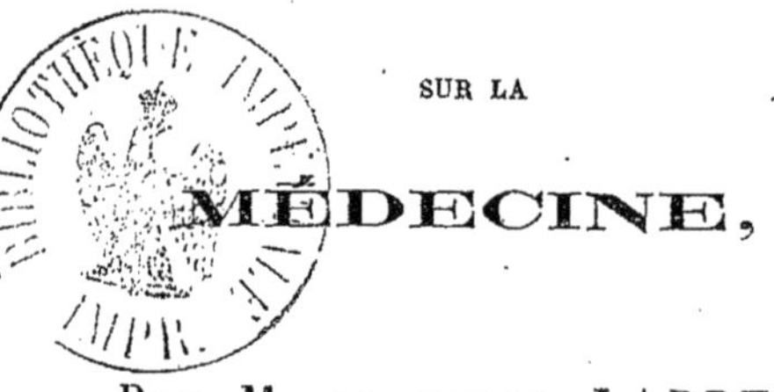


# MÉDECINE,

PAR M. LE BARON LARREY.

**Mars 1864.**

PARIS

LIBRAIRIE DE LA MÉDECINE, DE LA CHIRURGIE ET DE LA PHARMACIE MILITAIRES

VICTOR ROZIER, ÉDITEUR,

RUE CHILDEBERT, 11,

Près la place Saint-Germain-des-Prés.

1864

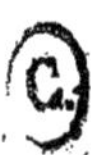

Imprimerie de Cosse et J. Dumaine, rue Christine, 2.

# COMMISSION SCIENTIFIQUE DU MEXIQUE (1).

## PROGRAMME

# D'INSTRUCTIONS SOMMAIRES

SUR LA

## MÉDECINE.

L'exploration scientifique du Mexique réclame pour les sciences médicales des recherches nombreuses et variées, dont l'ensemble doit être exposé dans ce programme.

Les questions générales et les indications plus précises peuvent être formulées, selon nous, dans l'ordre suivant :

Faire l'histoire ou tracer un aperçu de la médecine au Mexique, depuis les temps anciens et l'époque de la conquête espagnole, jusqu'à l'ère actuelle et à la fin de l'expédition française.

Étudier ses institutions académiques et ses modes d'en-

(1) La Commission scientifique du Mexique, instituée par décret impérial du 27 février 1864, sur le rapport de S. E. le Ministre de l'instruction publique, président, a confié à plusieurs de ses membres la rédaction de *programmes d'instructions sommaires* sur les diverses questions à étudier ou sur les recherches à entreprendre, dans un prochain voyage d'exploration.

J'ai été chargé, comme membre de la commission, du programme de la médecine qui vient d'être imprimé aussi, et que le Conseil de santé des armées croit utile de reproduire dans le *Recueil des Mémoires de médecine militaire*, pour les officiers de santé de l'armée du Mexique.

B[on] LARREY.

seignement, ses travaux et ses publications sur toutes les branches de l'art, de même que l'état de l'assistance publique et de l'organisation hospitalière à Mexico.

Recueillir ainsi les documents préalables aux diverses recherches médicales à entreprendre ou à compléter dans le voyage d'exploration.

La topographie médicale du Mexique formerait d'abord une monographie intéressante, facilitée par d'excellents modèles en ce genre et par les essais de plusieurs officiers de santé militaires sur la topographie médicale de différentes localités mexicaines.

L'anthropologie fera reconnaître les influences de races sur certaines aptitudes pathologiques, et offrira des termes de comparaison entre les Indiens ou indigènes, les Européens créoles, les métis, les nègres et les étrangers. Tandis, par exemple, que les Européens subissent les effets désastreux de la saison chaude, à Véra-Cruz, les nègres en sont complétement préservés.

La physiologie peut fournir aux observateurs de nouvelles remarques à faire sur les influences du climat. C'est ainsi que les phénomènes de la respiration, déjà étudiés, d'après les altitudes du Mexique, par l'illustre Alexandre de Humboldt et, plus tard, par le docteur Jourdanet, ont été récemment le sujet d'un travail considérable dans son ensemble et ses détails, de la part de M. Coindet, l'un des principaux médecins du corps expéditionnaire.

Mais si le climat de cette contrée imprime aux organes des modifications physiologiques dans l'état de santé, il les expose à des troubles fonctionnels dans l'état de maladie.

La pathologie du Mexique, soumise à toutes les influences des variations de niveaux, offre à considérer la connaissance générale des maladies des pays chauds, qu'il s'agit d'appliquer à l'Amérique centrale.

Or, l'expérience acquise depuis le commencement de l'expédition par les médecins de l'armée et par ceux de la flotte, les travaux déjà publiés par quelques-uns d'entre eux, la correspondance à peu près inédite de M. le docteur

Coindet avec nous (1), les relations établies avec les médecins civils de Mexico ou autres et enfin quelques ouvrages à part, telles sont les sources de renseignements et d'instruction auxquelles pourront puiser les observateurs chargés de cette mission.

On aura donc à étudier la pathologie du niveau de la mer, comprenant, selon la nature des terrains, la fréquence relative des maladies inflammatoires et des affections rhumatismales, l'endémicité des fièvres intermittentes, l'influence nocturne des miasmes paludéens, et surtout la question essentielle de la fièvre jaune. Il y aura de même lieu d'examiner la pathologie des altitudes, représentant les phlegmasies viscérales (spécialement la pneumonie), le typhus et diverses autres affections endémo-épidémiques, telles que les maladies du foie, la dyssenterie, certaines diathèses, comme la phthisie tuberculeuse, la scrofule, la syphilis, etc. La plupart de ces maladies méritent d'ailleurs une étude attentive, au point de vue de l'acclimatation et de la prophylaxie.

La fièvre jaune est la question qui domine entièrement la pathologie du Mexique ; et, quoique soumise depuis longtemps à d'innombrables recherches, elle réclame une description complète pour cette vaste contrée. Endémique sur tout le littoral du golfe du Mexique, la fièvre jaune sévit de préférence sur les étrangers réunis et agglomérés, en plus ou moins grand nombre, à Véra-Cruz, comme l'a bien démontré, en dernier lieu, le digne médecin en chef de l'hôpital militaire de cette localité, M. le docteur Fuzier, qui a failli succomber à la maladie. Ses rapports officiels au Conseil de santé, un travail de M. le docteur Crouillebois, imprimé dans le *Recueil de mémoires de médecine militaires*, ainsi que les documents présentés par nous à l'Académie de médecine, de la part de quelques autres officiers de santé de l'armée, faciliteront cette tâche de la commission scientifique.

(1) C'est par cette correspondance active, étendue et variée, qu'il n'a cessé de nous fournir les matériaux les plus intéressants sur la plupart des questions médicales relatives au Mexique.

Les fièvres bilieuses continues, de caractère typhique, considérées souvent comme des formes particulières de la fièvre jaune, en sont bien différenciées aujourd'hui par les médecins du corps expéditionnaire, et réclament en effet cette distinction essentielle.

Les fièvres intermittentes, si communes dans la vallée de Mexico, ont été notamment bien décrites par M. le docteur Libermann, dans un Mémoire que nous avons transmis au Conseil de santé. Leur fréquence, facile à constater de nouveau, s'explique par un séjour dans les lieux bas, humides et marécageux, de même que par l'influence marquée du froid des nuits. Il importe de ne pas confondre les accès pernicieux avec certaines formes de la fièvre jaune, au point de vue des indications précises de la thérapeutique.

Le sulfate de quinine, si efficacement employé, si sûrement prescrit dans la plupart des fièvres intermittentes, mérite que la culture du quinquina, si difficile qu'elle puisse être, soit introduite ou essayée au Mexique. Il sera curieux aussi de bien connaître les succédanés indigènes de ce précieux médicament et d'en apprécier la valeur.

Le typhus des hauts plateaux, ayant régné parmi nos troupes, à Mexico et sur d'autres points, a fourni aux médecins militaires, et entre autres à M. le docteur Brault et à l'infatigable travailleur M. Coindet, d'intéressantes remarques et de nombreuses observations, qu'ils m'ont adressées pour le Conseil de santé et qui, déjà soumises à l'analyse, seront utilement consultées. On aura d'ailleurs à se prémunir contre une opinion erronée considérant la fièvre jaune de Véra-Cruz comme un typhus identique à celui de Mexico.

Le choléra épidémique s'est manifesté quelquefois et propagé indistinctement des niveaux les plus bas aux altitudes les plus élevées, en déjouant toutes les prévisions de l'hygiène et tous les efforts de la médecine. Il y a cependant des recherches à faire pour spécifier les conditions susceptibles de favoriser le développement de ces épidémies, afin d'en prévenir ou d'en diminuer les désastres. On pourra examiner, à cet égard, la question d'antagonisme entre la fièvre jaune et le choléra-morbus, mais avec la réserve que comportent les hypothèses sur cette question difficile de pathogénie.

Le scorbut s'est manifesté, sans gravité toutefois, dans quelques circonstances, et doit dépendre, au Mexique comme ailleurs, de certaines causes faciles à reconnaître, à neutraliser ou à détruire. La part des causes débilitantes ou dépressives a été très-marquée dans les premiers temps de l'expédition, comme on l'a vu particulièrement chez les fusiliers marins.

La prédominance des affections gastro-intestinales dans l'armée a fixé l'attention des médecins militaires, qui leur ont assigné pour causes fréquentes les excès de nourriture, les boissons alcooliques et l'usage si fréquent des viandes salées, telles que la viande de porc. Il sera facile de constater l'exactitude de ces faits.

La diarrhée, par exemple, et la dyssenterie se produisent sous des influences diverses que l'on précisera, en indiquant les moyens les plus rationnels ou les plus efficaces pour les prévenir et les combattre.

La colique sèche ou végétale, observée ailleurs et si bien décrite par quelques médecins de la marine, notamment par M. Lefèvre, s'est-elle manifestée au Mexique?

Les congestions hépatiques et les maladies du foie y paraissent assez fréquentes, de même que les congestions pulmonaires; ce sont des points à examiner.

La phthisie tuberculeuse, assez commune dans les grandes villes, comme à Mexico, a été le sujet de recherches indiquant, par la statistique, des différences assez remarquables. MM. les docteurs Munoz et Ismenez ont fourni, sous ce rapport, aux médecins de l'armée, des documents à compléter par de nouvelles observations.

Le rachitisme trouverait place ici, au nombre des questions à étudier.

La scrofule se présente au Mexique sous des formes qui rendent cette diathèse reconnaissable partout; mais là, peut-être mieux qu'autre part, on serait à même d'établir sa filiation avec d'autres maladies.

La syphilis s'y montre sous les formes les plus diverses et avec une fréquence telle qu'elle réclame la plus sérieuse attention. L'ulcère phagédénique semble l'une de ses plus communes manifestations locales, comme nous l'a fait connaître un mémoire de M. Libermann.

La prostitution libre au Mexique entraîne à sa suite tous les excès, par la dépravation même des familles des prostituées. Les autorités civiles et militaires ont, à cet égard, pris quelques mesures sanitaires et répressives, depuis l'occupation, mais il y a là matière et triste matière à une sérieuse enquête d'hygiène publique et de police médicale.

Certaines affections, dérivées ou non de la syphilis, paraissent particulières aux Indiens du Mexique. Cette étude n'a pas encore été faite assez médicalement et serait toute nouvelle.

Les maladies de la peau y sont multipliées, mais mal différenciées les unes des autres et confondues pour la plupart sous le nom vague de dartres. Il s'agit donc de déterminer les plus fréquentes et de décrire les plus spéciales au pays.

La variole est devenue partout une importante question, pouvant offrir un intérêt particulier au Mexique, eu égard à la gravité de la maladie, à ses conséquences et à la propagation de la vaccine.

La gale est-elle très-commune parmi les indigènes? Dans cette supposition, elle serait facilement traitée par la méthode rapide usitée aujourd'hui en Europe.

La lèpre paraît développée au Mexique, et l'un des médecins de l'armée, M. Poncet, nous en a indiqué trois formes distinctes, selon lui : la première anesthésique, la deuxième tachetée, la troisième tuberculeuse. C'est un point à examiner.

L'éléphantiasis, dit improprement des Arabes, plus répandu en Asie qu'en Afrique, existe-t-il en Amérique, et surtout dans l'Amérique centrale? Un long travail publié par nous à ce sujet, en 1856, permet de le croire.

La pellagre est-elle connue au Mexique, et, dans l'affirmative, à quoi serait-elle attribuée? Serait-ce à des causes générales ou à une cause spéciale, telle que le maïs? Cette dernière supposition est peu probable.

Y rencontre-t-on souvent des affections vermineuses, soit le tænia ou d'autres entozoaires ?

La chique, insecte aptère de l'Amérique méridionale, est une sorte de puce dont la femelle s'introduit sous la peau du talon et sous les ongles des pieds, y développe le sac membraneux abdominal contenant ses œufs, et provoque sur place des accidents assez graves, jusqu'à des ulcères, si l'on ne pratique l'extraction de cet insecte. MM. Cavaroz et Vizy, médecins de l'armée, nous ont adressé sur ce sujet des notes à compléter.

Un autre insecte, dont le nom nous est inconnu, sorte de mouche commune dans les terres chaudes, tend à pénétrer dans les ouvertures naturelles découvertes, et plus habituellement dans les narines, où il produit des effets mécaniques d'irritation, si l'on ne parvient à le découvrir et à l'extraire. C'est un fait à vérifier.

La fréquence des diverses affections sporadiques, l'étude générale des maladies des yeux, et en particulier de l'ophthalmie, de l'héméralopie, la proportion des difformités congénitales et des infirmités acquises, telles que les hernies, etc., sont autant de points à examiner.

La statistique médicale présentera d'assez utiles recherches à faire sur les maladies nombreuses de cette contrée, pour occuper activement l'attention des observateurs. Les questions de longévité et de mortalité dériveront de là, pour fixer la durée moyenne de la vie et la proportion générale des décès. Ce travail du reste a été entrepris par M. Coindet, guidé lui-même par MM. Munoz et Ismenez, de Mexico. Il a pris les altitudes du pays, d'après l'observation des années précédentes, pour terme de comparaison applicable aux maladies constitutionnelles, comme la phthisie pulmonaire, aux endémo-épidémies, comme la fièvre jaune, et aux affections intercurrentes ou accidentelles de toute nature. Le complément de ces recherches, sans oublier l'aliénation mentale, élucidera diverses questions obscures de la pathologie du Mexique.

La pathologie comparée, ou l'étude des maladies chez les animaux et la connaissance des épizooties, devra éclairer aussi certaines questions de la pathologie humaine. Le soin pourrait en être confié au premier vétérinaire de l'armée, au lieu d'un voyageur spécialement attaché, dans ce but, à l'expédition scientifique.

Rechercher, par exemple, jusqu'à quel point les animaux se ressentent des influences du climat dont l'homme subit les atteintes, dans quelles conditions ils deviennent malades, et à quelles affections ils se trouvent plus exposés. S'enquérir aussi de la mortalité proportionnelle des chevaux, et notamment de la fréquence relative de la morve et du farcin, avec transmissibilité à l'homme, etc.; faire les mêmes rapprochements sur le charbon dans la race bovine. Savoir enfin si la rage se développe facilement chez quelques animaux et surtout chez le chien, avec ses terribles conséquences pour l'espèce humaine. Telles sont quelques-unes des questions afférentes à la pathologie comparée.

L'anatomie pathologique, assez rarement cultivée au Mexique, avant les recherches faites par les médecins de notre armée, fournira de précieux documents à l'étude des maladies endémiques dont la gravité seule ou la mortalité avait été constatée jusque-là. C'est ainsi que la connaissance précise des altérations anatomiques les plus fréquentes, sinon les plus constantes, mettra sur la voie des médications rationnelles, en contribuant à introduire les progrès de l'art dans cette contrée du Nouveau-Monde.

La question générale de thérapeutique fera étudier l'histoire de la médecine curative au Mexique et l'état de la matière médicale, en apprenant si les principaux agents médicamenteux préconisés en Europe sont en usage ou en essai dans cette partie de l'Amérique. Les exemples à citer seraient nombreux, depuis le calomel et l'émétique, dont on a fait un si grand abus, jusqu'aux recettes les plus ignorées. Il sera donc intéressant de faire connaître les pratiques usuelles du pays, l'utilité de certaines plantes, et même les remèdes empiriques contre les affections régnantes et plus encore contre la fièvre jaune. C'est ainsi que les nègres emploient pour le vomito un breuvage huileux additionné de sel et de jus de citron, avec des résultats quelquefois heureux, qu'il s'agit de constater. L'huile de ricin, administrée dès l'imminence des accidents graves, semble souvent aussi enrayer la marche de l'affection et prévenir sa terminaison funeste.

La chirurgie, comme la médecine, a ses traditions chez les indigènes, et peut-être des méthodes, des procédés pour le traitement des blessures en général et le pansement des plaies en particulier ; pour la guérison des plaies empoisonnées, des morsures d'animaux venimeux et surtout des serpents, si communs en Amérique (1) ; pour l'extraction des projectiles ou des autres corps étrangers ; pour la consolidation des fractures et la réduction des luxations ; pour le traitement des ulcères, de la gangrène, de la résorption purulente, du cancer ; pour l'extirpation des tumeurs et pour beaucoup d'autres opérations chirurgicales, nécessitées par les nombreuses maladies de chaque tissu, de chaque région, de chaque organe, et enfin pour les amputations des membres.

La cicatrisation rapide des plaies, déjà bien reconnue au Mexique, comme elle l'avait été autrefois en Égypte et souvent depuis en Algérie, réclame quelques observations nouvelles, afin de constater les influences favorables du climat et des moyens de traitement mis en usage.

Il sera très-utile de savoir si la *chirurgie conservatrice*, comme nous l'appelons en France, subsiste parmi les Mexicains, et tend à se substituer à l'abus des opérations sanglantes et des mutilations. Cela n'est pas douteux déjà dans les hôpitaux des grandes villes, où quelques-uns des chirurgiens les plus distingués de l'armée ont fait prévaloir les principes de cette sage conduite.

Il sera encore à propos d'étudier les effets de l'anesthésie dans la médecine opératoire chez les indigènes, en appréciant l'action du chloroforme, et en recherchant si quelque

---

(1) Parmi les livres à consulter sur ce sujet, citons l'*Enquête sur le serpent de la Martinique*, par le docteur Rufz de Lavizon. Paris, 1859.

autre substance, usitée dans le pays, ne fournirait pas autant d'avantages que celle-là et moins de dangers.

La pratique des accouchements peut aussi offrir des particularités intéressantes, sur lesquelles nous manquons de données précises : savoir, si l'accouchement naturel des indigènes n'est pas facilité le plus ordinairement par le petit volume de la tête du fœtus, proportionné au bassin de la femme ; si l'accouchement artificiel n'est confié qu'à des personnes du sexe, et si l'accouchement contre nature requiert l'intervention d'un chirurgien ; quelles sont les manœuvres usitées dans les différents cas d'accouchement irrégulier ou laborieux ; quels sont les soins consécutifs, les accidents les plus fréquents et les moyens d'y remédier, selon les habitudes de la pratique mexicaine.

L'hygiène soulève enfin quelques questions importantes, et celle de l'acclimatation les domine toutes.

En effet, cette acclimatation est difficile chez les émigrants de race blanche, de tout âge, de toute constitution, même la plus robuste, de tempérament sanguin ou bilieux, exposés aux fatigues, aux marches forcées, à l'insolation, à l'abus des boissons alcooliques, aux excès, aux privations, et aux conséquences de l'encombrement. Tous les efforts de la médecine, toutes les ressources de l'hygiène doivent donc tendre à modifier ou à prévenir ces fâcheuses influences. Telle est maintenant la noble mission des officiers de santé de l'armée, jusqu'à ce que la destruction des foyers morbides soit entreprise par l'assainissement du littoral des rivières, et par la canalisation des marais de Véra-Cruz. Mais ce n'est pas à nous d'indiquer les avantages ultérieurs de cette vaste et difficile entreprise, qui appartient tout entière à l'initiative du Gouvernement.

Comment et à quelles conditions s'opère l'acclimatation des Européens au Mexique? Comment rapprocher leurs aptitudes, à cet égard, de l'organisation de la race indigène, et plus encore de la race nègre, qui jouit d'une immunité à peu près absolue contre l'élément morbide du pays? Ce fait, avéré déjà par le recrutement des hommes de couleur des Antilles pour le service de la marine, s'est confirmé par le séjour du bataillon égyptien à Véra-Cruz.

Examiner les influences de l'âge, du sexe, de la constitution, du tempérament, du régime, des habitudes et des exercices sur l'acclimatation.

Déterminer la nature et le choix des aliments indigènes, ainsi que leur degré d'assimilation à la nourriture des Européens. Constater, par exemple, les inconvénients déjà signalés de la viande de porc, si commune au Mexique; parce que nos soldats en ayant fait une grande consommation, en ont été assez malades. Cette viande, en effet, souvent altérée, offre les signes de la ladrerie ou le développement dans le tissu cellulaire des vésicules de cysticerques. — Savoir également si, dans quelques circonstances, on a fait usage de la viande de cheval pour l'alimentation.

Faire l'analyse des eaux potables de différentes sources; rechercher les effets nuisibles des eaux sans courant et des eaux des citernes profondes, dépourvues d'air, devenant cause de diarrhée, ou de dyssenterie, comme on l'a reconnu à Palmar, à Guadalupe et à Puebla, d'après les recherches du professeur Murfi, de Mexico. Examiner les pierres à filtre dont on se sert dans le pays, et qui paraissent donner aux eaux une excellente qualité. Vérifier aussi les résultats attribués à l'addition artificielle de la terre de soude pour l'amélioration de ce breuvage naturel. — Indiquer, à part, les principales sources d'eaux minérales et en faire l'analyse.

Savoir si certaines substances végétales ne fournissent pas quelques boissons salubres. Celle de *pulque* entre autres, usitée comme breuvage ordinaire, est un liquide fourni par le *maguey* ou *agave* à larges feuilles. (M. Dreyer, pharmacien de l'armée, a écrit sur ce sujet un intéressant Mémoire, qu'il a transmis au Conseil de santé.) Une autre plante à feuilles étroites, le *meschal* ou *mexinal*, fournit une liqueur différente, qui se rapproche du genièvre par son goût et ses effets. (*Correspondance du Mexique.*) Comparer l'action de ces breuvages excitants à celle des liqueurs alcooliques en général, et de l'absinthe en particulier, afin d'en déterminer les conséquences nuisibles à l'acclimatation. Y substituer, le plus possible, l'usage habituel du café, avant et après les marches, les excursions ou les fatigues de la journée. Préconiser enfin la précaution de se pourvoir d'une bouteille de vin de quinquina, pour en boire une petite quantité chaque matin, à jeun, dans l'exploration des terres chaudes.

Rechercher les conditions de salubrité des habitations fixes ou mobiles, selon les lieux, ainsi que de l'installation des troupes dans les casernes et dans les camps, dans les hôpitaux et dans les ambulances du Mexique. Prévenir partout les désastreux effets de l'encombrement, qui provoque dans les masses les grandes épidémies, telles que le typhus. En conséquence, disséminer les malades et les blessés, comme les convalescents, et les évacuer des lieux bas ou des terres chaudes sur les hauts plateaux.

Apprécier le choix du vêtement préférable ou généralement adopté dans l'Amérique centrale, et en particulier les avantages de la coiffure mexicaine, large sombrero en feutre blanc ou gris, préservant des effets de l'insolation, comme le casque indigène ou indien, à larges bords, ou bien la casquette à visière évasée, avec le couvre-nuque habituel de la coiffure militaire. (Nous avons obtenu divers renseignements sur ce sujet.)

Savoir si les soins de propreté ne sont pas trop négligés dans la population mexicaine, soumise, par cette négligence même, à certaines affections ou infirmités dont il serait facile de prévenir le développement.

Indiquer enfin l'usage des bains simples ou composés, et leurs différents modes d'emploi, au point de vue de l'état de maladie comme de l'état de santé.

Ajouter à toutes ces questions d'hygiène l'influence non douteuse des conditions morales dont la force vivifie, mais dont la faiblesse tue, au milieu d'une atmosphère essentiellement morbide.

Tel serait pour la médecine l'ensemble des principales questions de ce programme, qui laisserait aux observateurs l'initiative de toutes les autres recherches utiles à l'expédition scientifique.

La commission pourrait en confier le soin d'avance à quelques-uns des officiers de santé militaires qui se trouvent actuellement au Mexique, et qui seraient autorisés à prendre part, comme correspondants, à cette importante collaboration, par le général en chef de l'armée ou par le vice-amiral commandant la flotte.



FIN.

PARIS.—Imprimerie de COSSE et J. DUMAINE, rue Christine, 2.

www.ingramcontent.com/pod-product-compliance
Ingram Content Group UK Ltd.
Pitfield, Milton Keynes, MK11 3LW, UK
UKHW012133240726
13965UKWH00005B/2152